DE LA

# NEUTRALISATION DES BLESSÉS

## EN TEMPS DE GUERRE

### ET DE SES CONSÉQUENCES THÉRAPEUTIQUES

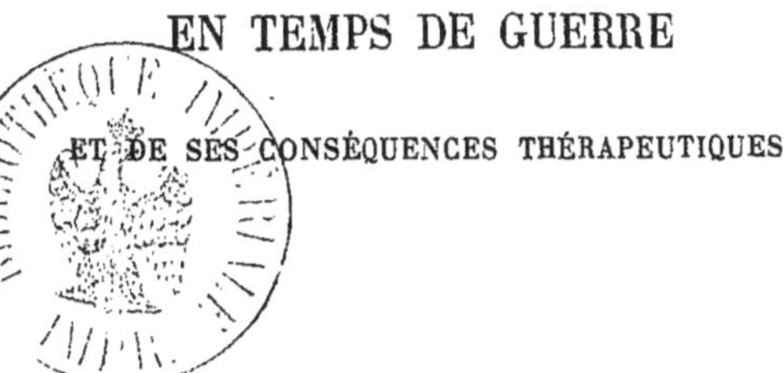

# DE LA

# NEUTRALISATION DES BLESSÉS

## EN TEMPS DE GUERRE

## ET DE SES CONSÉQUENCES THÉRAPEUTIQUES

PAR

### M. le docteur PALASCIANO

DE NAPLES

Vice-Président du Congrès médical de Lyon.

Mémoire lu dans la séance du 1er octobre 1864

LYON

IMPRIMERIE D'AIMÉ VINGTRINIER

RUE DE LA BELLE-CORDIÈRE, 14.

1864

# DE LA

# NEUTRALISATION DES BLESSÉS

## EN TEMPS DE GUERRE

### ET DE SES CONSÉQUENCES THÉRAPEUTIQUES.

Messieurs,

Messieurs,

La neutralisation des blessés en temps de guerre sera bientôt un fait accompli dans le droit public des nations, et un progrès très-important de la civilisation moderne. Sans méconnaître le service éminent rendu à l'humanité par les philanthropes et les diplomates, laissons-leur encore pour un instant la douce illusion d'avoir inventé ce progrès, et tâchons d'envisager au point de vue de la thérapeutique quelles seront les suites de l'application de ce principe au traitement des lésions graves produites par les armes de guerre.

Frappé par plusieurs inconvénients observés en traitant les blessés de la révolution d'Italie méridionale, je fondai, le 21 janvier 1851, près de l'Académie pontanienne de Naples, un prix pour avoir une centaine d'aphorismes de chirurgie conservatrice sur le traitement des plaies d'armes à feu. La *Gazette médicale de Lyon* en publia le programme. Mais, le manque d'un travail complet, la bonne volonté des hommes compétants qui répondirent à notre appel, le nombre et l'importance des Mémoires parvenus dans le bref délai accordé, et surtout les remarques que l'Académie se crut obligée de faire à chacun d'eux, démontrèrent clairement, qu'avec notre programme, nous avions dévoilé un des plus urgents besoins de notre époque. L'histoire chirurgicale de la plaie à jamais mémorable du général Garibaldi dira si nous avions tort ou raison.

Le 28 août de la même année, en proposant un nouveau programme, publié aussi par la *Gazette médicale de Lyon*, je le faisais précéder par un discours *sur la Neutralité des Blessés en temps de guerre*.

Le titre était délicat; il mérita quelques bons mots dans mon pays; mais il a fait fortune. Je partais du principe que les moyens capables de faire épargner les mutilations, et conserver les membres fracassés par les armes de guerre, ne sont pas tous dans le pouvoir du médecin comme ils sont tous dans la science. A l'aide de l'histoire de la chirurgie et de la statistique des plaies d'armes à feu, je démontrai que lorsque ces armes étaient peu employées et sans précision, et que les armées avaient d'immenses bagages et se mettaient en mouvement avec une grande lenteur, très-rarement l'occasion d'amputer se présentait; plus tard, les armes étant perfectionnées et devenues plus nombreuses, les armées, ayant plus d'élan, d'imprévoyance et de manque de moyens, les cas d'amputation sont devenus innombrables, tandis que dans les armées pourvues d'une organisation solide et méthodique, non-seulement on peut abolir presque l'amputation, mais le chirurgien Bilguer, dans un livre fameux publié à Berlin en 1761, comptait 6,618 blessés traités sans amputation, dont 653 morts, 213 invalides, 193 vétérans et 5,557 guéris. Avec l'invention des ambulances volantes, dans les premières armées de ce siècle, la plus grande perte des amputés est de 51 %, et dans les batailles navales d'Aboukir, de Brest, Nouvelle-Orléans et Navarin, le chiffre le plus élevé des amputés morts est de 24 %, tandis que dans les guerres de ces dernières années, en Crimée et en Italie, on voit le chiffre des amputés morts s'élever jusqu'à 77 %.

En recherchant toutes les causes de l'énorme différence des résultats obtenus par les chirurgiens des époques mentionnées, je fus principalement frappé par les deux suivantes : 1° Par les transports plus longs et rapides auxquels on soumet les blessés en vue de la rapidité des guerres modernes ; 2° par leur encombrement dans les ambulances et dans les hôpitaux, par suite de la plus grande puissance des moyens de destruction que l'on emploie. En conséquence je pensais que, lorsque l'on voudra diminuer la proportion si grande des morts à la suite des amputations, il faudra pouvoir opérer et traiter les blessés dans la plus grande proximité de l'endroit même du combat, dans les villages, les maisons, les fermes, les chaumières et d'autres semblables abris, et pouvoir les y laisser jusqu'au commencement de la période de cicatrisation. Si l'on ne fait pas cela, je disais, « il est à craindre que bientôt le progrès des moyens de destruction augmentera au point que, pour les combattants blessés ou gravement malades, on ne trouvera pas d'autre moyen de salut que le remède demandé par la logique inflexible pour les pestiférés de Jaffa.

Tout ceci paraissait alors impossible et exagéré ; et ce pendant nous avons tous entendu parler l'année dernière dans les journaux d'une incroyable quantité de blessés polonais ensevelis vivants dans la même fosse avec les morts ! — Ayant ainsi reconnu la nécessité de l'immobilité, de l'air pur et de plus grands secours à donner aux blessés pour en améliorer le sort, je faisais des vœux pour que les gouvernements vinssent en aide à la science médicale, laquelle seule ne peut exempter de transporter les blessés et ne peut leur fournir le personnel et les moyens nécessaires pour qu'ils soient traités dans l'endroit même du combat. Il faudrait, disais-je . que les puissances belligérantes, dans la déclaration de guerre, reconnussent réciproquement le principe de *la neutralité des combattants blessés ou gravement malades*, *pendant tout le temps du traitement*, et qu'ils adoptassent chacun pour eux *l'augmentation illimitée du personnel sanitaire pendant toute la durée de la guerre*.

Le Consul général de la Confédération suisse, à Naples, fut présent à la lecture de ce premier discours, sur la neutralité des blessés, dont une copie fut envoyée à Paris par le chargé d'affaires de France, le même jour, tandis que le gouvernement italien le recevait par les comptes rendus de l'Académie au Ministère de l'Instruction publique.

Des exemplaires, comprenant le Rapport sur le concours, le discours de la *Neutralité* et le nouveau programme pour un autre concours, furent remis par moi-même entre les mains du Consul suisse, le priant de les faire parvenir à M. le docteur Appia, de Genève, qui, en se conformant à ce programme, remporta une partie du prix.

Le 10 juin 1861, M. Arrault, fournisseur de l'armée française, publiait à Paris une *Notice sur le perfectionnement du matériel des ambulances volantes*, dans laquelle, en réclamant l'inviolabilité des médecins militaires, des infirmiers et des ambulances, il formulait, pour quatrième demande, que « lorsque les chirurgiens d'une armée « en retraite auront remis « leurs blessés entre les mains des chirurgiens de « l'armée victorieuse, ils seront protégés et recon- « duits dans les rangs de leurs nationaux, avec le res- « pect et la considération que méritent des hommes

« qui consacrent et exposent leur vie pour sauver cel-
« les de leurs semblables (1). »

(1) Voici, dans son intégrité, le texte de M. Arrault :

Déclarons qu'à l'avenir :

1° Seront regardés comme inviolables les personnes des chirurgiens militaires ;

2° Ne seront plus regardés comme prise de guerre les fourgons d'ambulances, les ambulances légères et tous les objets qu'ils renferment ; ce bien étant celui de tous les blessés ;

3° Sera regardé comme inviolable et sacré l'endroit du champ de bataille choisi par les chirurgiens pour le pansement des blessés ; on y plantera des drapeaux noirs, comme ceux qu'on place sur les hôpitaux d'une ville assiégée et qui diront à tous que cet asile des nobles souffrances doit être respecté ;

4° Lorsque les chirurgiens d'une armée en retraite auront remis leurs blessés entre les mains des chirurgiens de l'armée victorieuse, ils seront protégés et reconduits dans les rangs de leurs nationaux avec le respect et la considération que méritent des hommes qui consacrent et exposent leur vie pour sauver celle de leurs semblables.

5° Les soldats infirmiers seront également respectés et ils suivront leurs chefs.

Comme signe distinctif de leur mission humanitaire, les chirurgiens porteront une écharpe blanche ou tout autre signe visible qui puisse les faire immédiatement reconnaître.

J'ignore si de pareils traités internationaux seraient facilement réalisables ; mais, s'ils existaient je crois qu'ils seraient un éclatant hommage rendu à la civilisation, à l'humanité. Je crois que les souverains s'honoreraient en les signant.

Reconnaître officiellement la solidarité morale qui doit exister au point de vue de l'humanité, entre les chirurgiens militaires de toutes les nations ;

Placer ces chirurgiens en dehors de la sphère où s'agitent les intérêts et les passions de la politique ;

Détruire les causes qui peuvent les empêcher d'accomplir leur sainte mission et *qui les ont forcés quelquefois à abandonner leurs blessés !...*

Les idées de M. Arrault furent publiée sur l'avis de M. le baron Larrey, et trouvèrent l'appui de M. Borie dans le *Siècle* du 1er août 1861. Je me crus alors obligé de discuter des mesures qui me paraissaient erronnées ou imparfaites : et le 29 décembre 1861, dans un autre discours *sur la Neutralité des blessés* à la même Académie, je donnai de plus amples explications sur mon principe, et surtout je m'occupai des moyens de le réaliser.

C'est là, Monsieur (Larrey), une entreprise qui mérite d'être tentée. C'est une tâche qui vous appartient.

Avec le crédit mérité dont vous jouissez près d'un puissant prince et avec le nom que vous portez... entreprendre s'est réussir...

Tout en approuvant mon idée, quelques personnes m'ont fait observer qu'elle était reconnue et acceptée par toutes les nations civilisées et que les chirurgiens militaires n'étaient plus aujourd'hui considérés comme prisonniers de guerre.

C'est beaucoup sans doute, et cela fait honneur à la civilisation de notre époque ; mais ce n'est pas assez, et il est plus sage d'enchaîner la volonté des hommes par un droit écrit, que de se fier à leur générosité qui est mobile et capricieuse comme leurs passions.

Un contrat synallagmatique entre les souverains serait plus fort et plus rassurant *qu'un usage* et donnerait à l'institution que je propose une auguste sanction, qu'elle ne saurait avoir sans cela.

Que de choses surgiraient de cette institution ainsi placée sous la protection officielle des chefs des peuples ! Le *chirurgien* deviendrait, sur le champ de bataille, l'objet d'un respect égal à celui dont le prêtre est entouré dans le temple, et il puiserait dans ce respect de tous, le calme, le sang-froid et la force nécessaire, sans lesquels il ne pourrait jamais qu'incomplètement remplir sa mission.

Le *soldat* verrait ses souffrances amoindries ;

Sa vie mieux protégée ;

Son moral mieux raffermi !

Ce serait en vérité un bien splendide spectacle que cette réu-

J'exprimais alors des doutes sur l'acceptation de la neutralité de leur personne de la part des médecins militaires et j'en faisais voir les inconvénients : et surtout en repoussant cette écharpe blanche qui devait être le symbole de la neutralité des chirurgiens, j'exprimais aussi mes craintes que ce symbole ne devînt au contraire un bersail (cible) très-embarrassant.

Et comme à cette époque un congrès international paraissait imminent pour régler les droits des neutres à cause d'un conflit anglo-américain pour le *S'Jacinthe*, j'exprimais l'opinion que le principe de la neutralité des blessés une fois adopté, soit par stipulation dans le congrès, soit par consentement réciproque des belligérants, il aurait été extrêmement facile de le mettre en pratique. Il aurait suffi que les armées belligérantes fussent obligées de se restituer réciproquement tous les prisonniers blessés, immédiatement après chaque combat : de faire soigner sur l'endroit même du combat par le personnel sanitaire respectif, tous les blessés qui n'auraient pas pu être rendus à cause de la gravité de leur lésions : le personnel sanitaire suffisant pour soigner les hom-

nion de deux corps de chirurgiens militaires échangeant entre eux ces paroles sur un champ de bataille :

« Nous vous remettons nos blessés qui sont vos frères, comme vos blessés sont les nôtres !

Ce serait la plus magnifique application de ces paroles de Christ : *Aimez-vous, secourez-vous les uns les autres !*

Si je me laisse bercer par des illusions, si je fais un rêve, je demande qu'on ne me réveille pas !

Henri ARRAULT.

Paris, ce 10 juin 1861.

Notice sur le perfectionnement du matériel des ambulances volantes, par Henri Arrault, chez l'auteur, 11, rue de l'Empereur, Paris, 1861, p. 29.

mes laissés en traitement sur le territoire ennemi, devrait y passer avec escorte et sauf-conduit, y rester le temps nécessaire, et être ensuite reconduit, en un moment de trève, aux avant-postes ou à la frontière ennemie : les vivres, le logement et les médicament seraient fournis sur le territoire ennemi par le commissariat local contre billets de médecins autorisés, et payés après la guerre: dans le siége des places, outre la restitution réciproque des blessés, il pourrait être permis aux assiégés de faire sortir leurs propres malades toutes les fois qu'un État neutre voudrait les recevoir ou lorsque la générosité des assiégeants leur offrirait un asile.

Ces deux discours furent publiés aussi par l'*Imparziale*, journal de médecine de Florence. Mais ce ne fut qu'à la fin de l'année suivante 1862 que commença à Genève, après la publication d'un ouvrage pathétique et à *grand retentissement* de M. Henri Dunant, cette succession de faits qui, avec l'intervention de mon confrère le docteur Appia, ont donné lieu à un congrès où a été proclamée la neutralisation des blessés en temps de guerre.

Désormais les blessés ne pourront plus être faits prisonniers: on ne sera pas obligé de les éloigner du champ de bataille ; et par conséquent la cause la plus grande des amputations venant à disparaître, on pourra conserver une quantité de membres fracassés qu'autrefois on vouait à la destruction.

Les cas d'amputations venant à être ainsi notablement diminués, il y aura aussi une diminution correspondante du nombre des morts parmi les blessés.

Puisqu'il sera devenu possible de laisser en pleine sûreté les blessés à la campagne sans craindre qu'ils soient prisonniers ou mal traités, il s'en suit qu'on ne sera pas obligé de les réunir en grand nombre dans les hôpitaux des villes et par suite on verra disparaître cette autre cause du typhus et de la pourriture qui moissonnent les blessés et le personnel sanitaire à la guerre.

Néanmoins, on ne doit point se dissimuler que ce n'est pas seulement pour éviter qu'ils deviennent prisonniers que l'on transporte les blessés et qu'on les entasse dans les hôpitaux : c'est bien aussi à cause du manque de bras suffisants à les soigner. Donc, pour obtenir les effets thérapeutiques de la neutralisation des blessés, il faut que le personnel sanitaire des armées qui entrent en guerre soit augmenté en proportion des pertes possibles que ces armées vont avoir à subir. On calcule aujourd'hui qu'une armée de 150,000 hommes, peut avoir 15,000 blessés dans un jour de combat. Eh bien, aucune armée actuelle, entrant en campagne, n'a le nombre de médecins suffisants pour soigner les blessés dans une telle proportion. Et, si à la première bataille de cette même armée en succède une seconde et puis une troisième, qu'est-ce qu'il arriverait ? Sans doute, il arriverait que la neutralisation deviendrait inutile et embarrassante, et qu'on devrait transporter et entasser les blessés pour leur procurer les soins nécessaires, c'est-à-dire les exposer aux deux plus terribles causes de mort pour avoir l'air de les soigner.

Je sais qu'à cette proposition on oppose deux objections, savoir, l'économie et les ressources fournies par la philanthropie et par la charité publique.

Pour moi, j'avoue franchement que, quand je vois les budgets des nations presque entièrement absorbés pour l'entretien des armées permanentes, et quand je suis ébloui par tant de brillants militaires, couverts de cordons, aiguillettes, broderies en or et en argent, de peaux d'ours et de tigres, de plumes de hérons et d'autres oiseaux plus ou moins rares, je ne puis comprendre comment, faute de matériel suffisant, on expose ces mêmes hommes qu'on habille si richement et si splendidement à la chance d'avoir les membres amputés pour cause d'économie, lorsqu'ils sont blessés, ou d'attendre les secours de la philanthropie et de la charité publique, lorsqu'ils ont acquis, par leur dévouement à l'honneur et à la patrie, un droit incontestable aux plus généreux secours.

Je ne puis pas admettre que, lorsque la loi défend à un armateur de faire entreprendre à son navire un voyage de long cours, sans être pourvu de médecins et de médicaments, il soit permis aux Etats d'entreprendre la guerre sans avoir le personnel suffisant pour soigner régulièrement les malades et les blessés, sans avoir pris toutes les mesures destinées à leur supprimer la chance d'être mutilés.

L'économie qu'on objecte est une illusion, car il faut ne pas oublier que la véritable économie est celle qui épargne des hommes qui coutent énormément cher à l'Etat.

On peut admirer les œuvres prodigieuses de la philanthropie et de la charité publique, mais personne ne niera les bienfaits de la discipline et du sentiment de la dignité personnelle.

Et, après tout, comme c'est toujours le peuple qui paye, il doit lui être indifférent de payer plutôt d'une façon que d'une autre.

Le congrès de Genève après avoir adopté la neutralisation des blessés, m'a fait l'honneur, peut-être sans s'en apercevoir, d'adopter mes idées sur le rôle du personnel sanitaire dans cette neutralité. Or, je ne puis pas cesser de persister dans mes sollicitations, parce que dans la convention du congrès de Genève, on a employé cette phrase, *participera aux bénéfices de la neutralité, lorsqu'il fonctionnera et tant qu'il restera des blessés à relever ou secourir. (Art. 2).*

Il aurait peut-être mieux valu dire « *sera respecté* », car la neutralité n'est pas seulement un droit, elle comprend des devoirs que, je suis sûr, aucun médecin ne voudrait accepter, lorsque son propre pays est en guerre.

Surtout, on aurait pu s'épargner la peine d'imposer un *brassard distinctif*, lorsque d'après la condition de l'article cité pour assurer l'immunité du médecin l'on exige la présence du blessé ou du malade.

En conclusion :

1° Une chirurgie plus conservatrice, la diminution de la fréquence et de la gravité du typhus et de la pourriture, doivent être les conséquences immédiates de la neutralisation des blessés en temps de guerre.

2° Pour produire ces effets thérapeutiques, il n'est pas nécessaire que cette neutralisation dure tout le temps de la guerre, il suffit qu'elle ne dépasse pas le temps du traitement de la maladie ou de la blessure.

3° Le personnel sanitaire de toutes les armées de notre époque n'a pas besoin d'être neutralisé pour faire son devoir envers les blessés. Il a seulement besoin d'être augmenté, et il faut que le médecin en chef d'une armée qui entre en campagne, ait à sa disposition le personnel nécessaire pour traiter régulièrement, loin des villes, tous les blessés et malades graves, soit que ce personnel provienne des volontaires, soit qu'il appartienne aux cadres de l'armée.

4° Quel que soit le signe distinctif de la neutralité du personnel sanitaire, écharpe blanche ou brassard, il est aussi inutile qu'il peut devenir embarrassant.



FIN.